RELEVÉ DES OBSERVATIONS

DE

HERNIES ÉTRANGLÉES

TRAITÉES EN 1861 ET 1862,

PAR

M. LE PROFESSEUR GOSSELIN,

Chirurgien de l'hôpital de la Pitié.

PARIS

TYPOGRAPHIE DE HENRI PLON

IMPRIMEUR DE L'EMPEREUR,

RUE GARANCIÈRE, 8.

1863

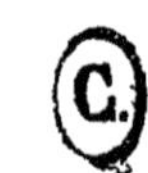

RELEVÉ

DES

OBSERVATIONS DE HERNIES ÉTRANGLÉES

TRAITÉES EN 1861 ET 1862.

Je continue à tenir exactement note des hernies qui se trou-
vent confiées à mes soins. J'ai publié moi-même mes résultats
jusqu'à la fin de 1859. Ceux de 1860 ont été consignés par un
de mes élèves, M. Delaunay, dans la *Gazette médicale* de 1861.
Je viens aujourd'hui faire connaître ceux de 1861 et 1862.

Mes observations pour ces deux années sont au nombre de
26 : 22 à l'hôpital, 4 en ville.

Il serait superflu de les rapporter en détail. Je désire seulement indiquer les résultats du traitement, en plaçant à côté de
ces résultats les conditions dans lesquelles se trouvaient les hernies au moment où j'ai été appelé.

Sur ces 26 cas, 15 fois j'ai employé le taxis, et j'ai réduit.
(Je comprends dans cette catégorie trois malades qui ont été
traités d'après mes idées par les internes de mon service à l'hôpital.) Trois fois le taxis a été fait par le malade ou par un
médecin de la ville, et j'ai donné des soins après la réduction
obtenue sans mon intervention. Sept fois j'ai opéré ; une fois
je n'ai fait ni taxis ni opération, parce qu'il s'agissait d'une
épiplocèle.

Les 15 observations de taxis fait par moi-même ou par mes
élèves ont donné : 14 guérisons, 1 mort.

Les 3 de taxis fait par un autre médecin ou par les malades :
2 guérisons, 1 mort.

Les 7 opérations : 2 guérisons, 5 morts.

L'épiplocèle : 1 guérison.

Total sur 26 malades : 19 guérisons, 7 morts.

Quelques mots d'explication sur les quatre catégories que je viens d'établir.

§ Ier. *Taxis fait par moi-même ou par les internes de mon service.* — Je m'occuperai d'abord des 14 cas de guérison ; je parlerai ensuite du cas de mort.

A. — Dans les 14 cas de guérison, nous n'avons pas eu de doute sur l'existence de l'intestin dans la hernie, soit parce que celle-ci étant volumineuse, nous y avons trouvé du gargouillement et de la sonoréité ; soit parce que, le volume étant moins considérable, nous avons trouvé la tension et la résistance élastique, qu'on ne rencontre pas dans les épiplocèles, et aussi parce que l'ensemble des symptômes indiquait positivement un obstacle à la circulation des matières dans l'intestin grêle. Nous avons pensé d'autre part que l'intestin n'était pas perforé et pouvait sans inconvénient être replacé dans le ventre, parce que l'étranglement datait en général de moins de cinquante heures, et que nous ne constations ni la rougeur ni l'empâtement phlegmoneux qui, quand on les rencontre, sont les indices d'une perforation et d'un épanchement stercoral dans le sac herniaire.

Dans 9 de ces observations, la hernie était inguinale (sept chez l'homme, deux chez la femme). Dans 3, elle était crurale (chez trois femmes). Dans 2, elle était ombilicale.

Parmi les hernies inguinales, 6 étaient inguino-scrotales, volumineuses, et ont pu être embrassées par la main dans la plus grande partie de leur contour ; 4 étaient interstitielles ou s'arrêtaient au-dessous de l'anneau, et conséquemment n'ont pu être aussi largement entourées par la main qui les comprimait pour les faire rentrer. Les hernies crurales et ombilicales étaient toutes de médiocre volume, comme une grosse noix environ.

Dans la plupart des hernies inguinales, l'étranglement avait duré entre 20 et 40 heures ; dans une, il n'existait que depuis 20 heures ; dans deux autres, depuis 5 ou 6 heures ; dans un seul il avait plus de 50 heures ; savoir, 67 heures.

L'une des hernies crurales était étranglée depuis 32 heures ; une depuis 20 heures ; la troisième, depuis 4 ou 5 heures seulement.

Les hernies ombilicales paraissaient étranglées : l'une depuis 37 heures, l'autre depuis 48 heures.

Dans trois de mes observations, le taxis avait déjà été tenté inutilement quelques heures avant mon intervention, et avait été fait sans chloroforme. J'ai réussi en renouvelant la manœuvre pendant le sommeil anesthésique. Dans les autres, aucun traitement actif n'avait été employé avant le nôtre.

Tous mes malades ont d'ailleurs été endormis, à l'exception d'un seul, chez lequel un de mes internes a pu réussir sans anesthésie, après quatre ou cinq minutes de pression. Je dois ajouter que dans les cas où le chloroforme a été employé, il ne l'a pas été d'emblée, et qu'avant d'y recourir nous avons essayé si la hernie ne pouvait pas rentrer facilement au moyen de quelques pressions modérées et peu prolongées, sans anesthésie. C'est parce que ce genre de taxis n'a pas réussi, et qu'après l'avoir essayé nous avons reconnu la nécessité de pressions plus fortes qui eussent été trop douloureuses, que nous avons, séance tenante, administré le chloroforme.

J'ai pour le manuel opératoire deux points à signaler : d'abord, je me suis toujours, et conformément à une habitude ancienne, servi de mes deux mains, l'une d'elles embrassant la tumeur au niveau de son corps, l'autre près de son collet, et cette dernière exerçant des pressions un peu plus fortes que la première dans la direction du canal qu'il fallait faire parcourir à l'intestin pour le replacer dans le ventre. J'ai d'ailleurs combiné la manœuvre de façon que tous les points de la tumeur fussent soumis à la pression exercée tantôt d'un côté à l'autre, tantôt d'avant en arrière. En second lieu, toutes les fois que le volume de la hernie me l'a permis, je lui ai imprimé des mouvements de latéralité, en la transportant alternativement en dehors et en dedans, afin de dilater, s'il était possible, le passage trop étroit que devait franchir l'intestin, pour rentrer dans la cavité péritonéale. J'ajoute enfin que j'ai toujours fait le taxis continu et non pas intermittent, comme l'a conseillé M. Camille Bernard.

J'arrive à une question délicate, celle de savoir jusqu'à quel point, sur mes malades, le taxis a été forcé. Il ne faut pas se dissimuler que les dénominations de taxis modéré, taxis forcé, forcé et prolongé, dont je me suis servi jusqu'à présent parce que je les ai trouvées toutes faites dans la science, n'ont pas un sens parfaitement limité ni rigoureux, et que, suivant la manière dont ils comprendront le taxis forcé, les praticiens admettront ou nieront qu'ils aient fait un taxis de ce genre. Ces malentendus sont inévitables, parce que nous n'avons pas d'échelle de graduation au moyen de laquelle nous puissions établir à quel degré le taxis cesse d'être modéré pour devenir forcé.

M. le docteur Camille Bernard (d'Apt) a bien publié dans la *Gazette médicale de Montpellier*, en 1852 et 1854, deux mémoires intéressants dans lesquels il appelle l'attention sur la graduation du taxis, et dans lesquels, en particulier, il dit avoir élevé la pression tantôt à 20 degrés, tantôt de 20 à 30 degrés, tantôt de 30 à 40 degrés. Mais cette évaluation n'est qu'approximative et est tout individuelle. L'auteur l'a faite d'après l'impression qu'il a conservée de sa dépense musculaire. Si je voulais me servir des mêmes chiffres, je ne serais pas sûr d'indiquer les mêmes résultats, attendu que l'impression de fatigue peut me venir plus vite ou moins vite qu'à M. Bernard, suivant que nos contractions musculaires sont plus ou moins puissantes. En émettant, avec cet honorable confrère, le vœu que nous arrivions un jour à posséder un dynamomètre pour l'évaluation du taxis, il faut que chacun de nous, lorsqu'il parle de ce sujet, donne une explication sur la manière dont il a compris la manœuvre qu'il a mise en usage.

Pour moi donc, je considère le taxis comme forcé toutes les fois que je suis obligé, pour faire rentrer une hernie, d'exercer avec mes deux mains des pressions assez fortes pour les fatiguer, et comme j'élève la pression à ce degré toutes les fois qu'après les tâtonnements préalables dont j'ai parlé j'ai cru devoir recourir au chloroforme, il en résulte que dans toutes nos observations, moins une, le taxis a bien été forcé, forcé à un plus haut degré, lorsque les pressions ont dû être continuées douze, quinze ou vingt minutes, que dans le cas où cinq, huit, dix et douze minutes ont suffi. Il l'eût été à un degré encore plus élevé si quatre mains avaient été employées. Deux ont suffi dans tous les cas.

Quant à la signification du mot taxis prolongé, elle n'a pas non plus de limites précises. Je le considère comme tel lorsqu'il dure plus de quinze minutes. S'il fallait aller au delà de trente minutes, je dirais qu'il a été très-prolongé.

Dans mes observations de ces deux dernières années, je n'ai pas eu l'occasion de faire le taxis forcé très-prolongé. Je ne l'ai fait que trois fois au delà d'un quart d'heure (dix-huit, vingt et vingt-deux minutes); deux fois la réduction a été obtenue au bout de quelques minutes ; dans les autres cas, la pression a été continuée de six à quinze minutes, et elle a été augmentée peu à peu, à mesure que la résistance se prolongeait.

En un mot, les malades une fois endormis, j'ai d'abord pressé avec assez de modération, en employant les deux mains, et j'ai augmenté peu à peu la force de pression pour arriver progressivement, lorsque la hernie ne se réduisait pas, au plus haut degré que mes forces me permettaient d'atteindre.

Ce genre de manœuvre serait mieux désigné par le mot de taxis progressif que par tout autre.

Je ne me dissimule pas que cet exposé peut soulever des objections, et surtout celle-ci, que ma pratique n'a rien de neuf, et que la réduction a été faite et comprise de cette façon par tout le monde.

En effet, je n'ai rien inventé dans le mode d'exécution du taxis.

Je n'ai pas non plus le mérite, qui appartient tout entier à M. Guyton, d'avoir dit le premier que le taxis fait pendant le sommeil anesthésique avait les plus grandes chances de succès. Ma principale intention a été de rechercher dans quelles conditions on pouvait réussir, et d'accumuler les faits pour montrer :

1º Que le chloroforme est un adjuvant précieux avec lequel on obtient des réductions qui n'auraient pas lieu sans lui.

2º Que le taxis fait avec ce puissant secours, et au moyen de pressions dont on augmente la force et la durée progressivement et proportionnellement à la résistance qu'on rencontre, réussit d'autant mieux qu'on l'emploie de meilleure heure, et qu'en conséquence il convient d'y recourir de suite et de ne pas remettre son emploi au soir ou au lendemain matin, comme je l'ai vu faire si souvent. J'insiste sur un dernier point, c'est que le taxis avec le chloroforme, quand il est employé de bonne heure, dispense d'une partie difficile du diagnostic, celle qui consiste à déterminer si le malade en présence duquel on se trouve a une hernie enflammée ou une hernie étranglée.

Pour la thérapeutique, ce problème doit être transformé en un autre. La hernie est-elle de celles qui pourront dans quelques heures ou dans quelques jours rentrer seules ou presque seules, et qu'en conséquence on ne doit pas opérer, ou de celles qui ne rentreront pas et pour lesquelles l'opération devra être faite? Eh bien, le taxis tel que je l'ai exposé juge habituellement la question, lorsqu'on est appelé à la période où la prudence permet encore de l'employer. En effet, si la hernie (je la suppose toujours intestinale) est de celles qui doivent rentrer après quelques jours de temporisation, elle est aussi de celles qui rentreront pendant le sommeil anesthésique sous l'influence du taxis progressif; est-elle au contraire le siége d'un étranglement invincible et qui nécessite le débridement, le taxis ne réussira pas, et son insuccès démontrera l'opportunité de l'intervention prompte et immédiate du bistouri.

Je prie donc le lecteur de bien considérer que si j'appelle avec insistance l'attention des chirurgiens sur le taxis, c'est que le chloroforme lui a donné une importance qu'il n'avait pas, en simplifiant tout à la fois la théorie et la pratique au plus grand avantage des malades.

Quant au résultat dans ces quatorze observations, il a été excellent. Les malades ont été très-promptement débarrassés de leurs douleurs herniaires et abdominales. Aucun n'a eu les coliques consécutives que j'ai observées sur un malade cité dans mon premier travail, et sur une femme dont je vais parler tout à l'heure; et, dans tous les cas, j'ai dû me dire que si par hasard c'était à une péritonite herniaire que j'avais eu affaire, et non à un étranglement, la réduction par le taxis forcé avait été un excellent antiphlogistique.

B. — Dans un dernier cas où le taxis a été pratiqué par moi-même, la mort a eu lieu promptement, et j'ai pensé, quoique l'autopsie n'ait pas été faite, que cette mort avait été causée par un épanchement de matières intestinales dans le péritoine.

Voici le résumé de cette intéressante et exceptionnelle observation :

Une femme de quarante-sept ans avait une très-grosse hernie inguinale gauche qu'elle tâchait de maintenir, mais qui sortait très-fréquemment sous son bandage et qui se réduisait toujours avec assez de facilité.

Le dimanche 3 août 1862, vers six heures du matin, elle s'aperçoit en se levant que sa hernie est sortie ; elle cherche à la faire rentrer et n'y parvient pas. Elle remarque que la tumeur est plus grosse qu'à l'ordinaire, et qu'elle est un peu sensible. Bientôt des coliques surviennent et les boissons sont vomies.

M. le docteur C..., appelé dans la matinée, prescrit de l'huile de ricin, qui est rejetée par le vomissement et n'amène pas de garde-robes.

M. le docteur S... est appelé en consultation vers six heures du soir; on convient que toutes les heures une couche d'onguent mercuriel, additionnée de 16 grammes d'extrait de belladone, sera étendue sur la tumeur.

Aucune tentative de taxis n'est faite.

La nuit se passe mal. Les coliques augmentent, les vomissements se multiplient.

Je suis appelé le lundi matin, et je me rencontre à dix heures et demie avec les deux confrères.

Je me trouve placé au milieu des circonstances suivantes :

Un étranglement de trente à trente-deux heures au plus;

Une hernie inguino-vulvaire énorme, plus grosse que les deux poings, d'un volume tel que mes deux mains ne parviennent pas à couvrir toute sa surface;

Une sonoréité parfaite sur tous les points, sonoréité indiquant que cette tumeur est formée exclusivement par l'intestin;

De la rougeur et de la chaleur à la peau dans l'étendue de 6 à 7 centimètres à la partie antérieure et interne de la hernie, un peu d'empâtement du tissu cellulaire sous-cutané;

Aspect évidemment fécaloïde des matières de deux vomissements qui me sont montrées;

Le ventre très-ballonné et douloureux à la moindre pression, la face grippée, le moral épuisé par la souffrance et par l'idée de la possibilité d'une opération.

Que faire en pareil cas? Temporiser encore? Mais la maladie a fait des progrès si rapides que la vie est déjà sérieusement menacée et qu'une mort prochaine est inévitable ! Opérer de suite? Mais la malade redoute à un point extrême cette épreuve, et l'opération réussit rarement sur les grosses hernies purement intestinales !

Si d'ailleurs on venait à trouver une ou plusieurs perforations de cette longue anse intestinale et qu'on ne pût réduire, l'établissement de l'anus contre nature exposerait encore à de grands dangers. Tenter le taxis? Je ne dissimulai pas que le cas était défavorable, malgré le peu d'ancienneté de l'étranglement; que la rougeur et la chaleur de la peau devaient faire craindre une perforation de l'intestin et la possibilité d'un épanchement péritonéal mortel si la réduction était obtenue.

J'opinai enfin pour l'opération immédiate, malgré le peu de chances de succès qu'elle me paraissait offrir.

Cependant, mes deux confrères m'ayant fait observer que cette rougeur de la peau à laquelle j'attachais tant d'importance pouvait être attribuée aux onctions mercurielles réitérées, que l'empâtement sous-cutané dont je me préoccupais n'était pas très-prononcé, que la malade leur paraissait dans de mauvaises conditions pour supporter l'opération, et que le taxis n'ayant pas encore été tenté pour elle, il y avait lieu de l'essayer d'abord, je me rendis à leur opinion. Après avoir endormi la malade, nous fîmes les pressions d'abord à deux mains et à la fin à quatre mains. Au bout de dix minutes, la hernie rentrait complétement en faisant entendre le gargouillement caractéristique.

Néanmoins les douleurs du ventre ont continué et ont même augmenté, les garde-robes ne se sont pas établies, les vomissements ont cessé, l'affaiblissement a vite augmenté, et la malade a succombé vers minuit, treize heures environ après la réduction.

Quoiqu'en l'absence d'une autopsie il soit impossible de décider absolument si cette femme a succombé plutôt à une continuation de la péritonite grave dont elle était atteinte au moment de la manœuvre, qu'à un épanchement dans le péritoine, je crois cependant à ce dernier, parce que jusqu'à présent j'ai trouvé l'intestin perforé toutes les fois que j'ai constaté avant l'opération la rougeur et l'empâtement phlegmoneux que j'avais remarqués ici, et qu'à la rigueur on avait pu un moment expliquer par un érythème mercuriel.

En tout cas, il y a dans cette observation trop de circonstances exceptionnelles pour qu'on doive l'invoquer contre la méthode : d'un côté, un étranglement de trente-six heures non encore soumis au taxis, une hernie très-grosse, c'est-à-dire de celles dans lesquelles les lésions graves de l'intestin se produisent habituellement avec lenteur, une malade réfractaire à l'opération ; de l'autre, un incident qui a pu donner le change sur la lésion très-probable de l'anse herniée. Voulût-on d'ailleurs absolument adresser une critique , je demanderais qu'elle tombât plutôt sur le chirurgien qui s'est laissé induire en erreur que sur la méthode elle-même.

Le chirurgien invoquerait ensuite pour sa défense cet argument général qu'en matière de hernie étranglée il est impossible de poser des préceptes absolus, et qu'il faut s'attendre à rencontrer de temps à autre des cas insolites qui trompent les habitudes de la pratique et les règles les mieux établies , et il ajouterait que la gravité de la maladie était évidente , quel que fût le parti adopté.

§.II. *Taxis exécuté par les malades eux-mêmes ou par un autre médecin.* — Une femme de trente-deux ans est entrée dans mon service, à l'hôpital de la Pitié, le 13 octobre 1862, avec des coliques et de la constipation, sans vomissements. M. le docteur A..., qui lui avait donné des soins chez elle , avait constaté la veille une hernie crurale droite étranglée, pour laquelle il avait fait un taxis assez prolongé sans chloroforme. Je n'ai pu savoir exactement combien de temps avait duré ce taxis, ni quelle avait été la durée de l'étranglement. Quoi qu'il en soit, la réduction fut obtenue. Néanmoins la malade continua à souffrir du ventre, et elle eut encore quelques nausées, si bien que le docteur A... craignait d'avoir fait une réduction en masse, et d'avoir substitué ainsi un étranglement interne à l'étranglement externe qu'il avait traité ; et c'est dans la pensée que la recherche de l'étranglement, après incision de la paroi abdominale , pouvait être nécessaire , qu'il avait engagé cette femme à se faire conduire à l'hôpital.

Le 13 octobre, à huit heures du matin, ne rencontrant à ma visite aucune tumeur dans l'aine et ne trouvant pas d'ailleurs les symptômes d'un étranglement interne bien accusés , puisque les vomissements n'avaient pas eu lieu depuis la veille au soir , que le ventre n'était pas ballonné, et que tout se bornait à quelques coliques et à la persistance de la constipation, j'éloignai provisoirement l'idée d'une opération, et je prescrivis tout d'abord 50 centigrammes de calomel mêlé à 30 centigrammes de jalap.

Ce médicament ne fut pas rejeté , et plusieurs garde-robes eurent lieu dans la journée. La malade n'en conserva pas moins de l'inappétence et du malaise pendant quelques jours.

Elle se remit ensuite, et put quitter l'hôpital en bon état le 25 octobre, douze jours après son entrée.

J'ai placé cette observation dans une catégorie différente des précédentes à cause de l'incertitude qui a pu nous rester sur la durée de l'étranglement et sur la nature des accidents qui l'avaient caractérisé. J'admets volontiers cependant qu'elle peut être considérée comme analogue à deux autres que j'ai déjà publiées, et dans lesquelles des symptômes de péritonite ont persisté après une réduction par le taxis. Comme dans ces deux autres cas, les symptômes ont été peu intenses et n'ont fait que retarder la guérison.

Deux fois les malades ont réduit eux-mêmes leur hernie. Dans l'un des cas cette réduction a été faite quelques heures après l'entrée du malade à l'hôpital; elle a été facile, et la guérison a été prompte.

Dans l'autre, cette manœuvre a été suivie d'accidents graves et de la mort.

Il s'agit d'une hernie inguinale gauche que portait depuis longtemps un homme de soixante-neuf ans. Les symptômes d'étranglement s'étaient montrés le 15 mars 1862, et après des efforts nombre de fois répétés, le malade était parvenu le troisième jour à réduire lui-même sa hernie. Néanmoins les accidents continuèrent. Il se fit transporter à l'hôpital de la Pitié le 18 mars 1862, où il fut, vu l'absence de tumeur, placé d'abord dans un service de médecine.

Appelé auprès de lui le lendemain par M. Marotte, je reconnus un ensemble de symptômes qui indiquaient soit une péritonite grave, soit un étranglement interne causé par la réduction en masse d'une hernie. Nous convînmes, mon collègue et moi, de ne prendre aucun parti avant d'avoir constaté les effets d'un purgatif (scammonée, 0,40, et calomel, 0,30).

Le 20, il n'y avait pas eu de garde-robes, et cette constipation durait depuis cinq jours. Aucun gaz n'avait été rejeté par l'anus. Il y avait des hoquets fréquents, des vomissements rares et non fécaloïdes.

En présence de ces symptômes et des menaces trop évidentes d'une mort prochaine, j'espérai, sans en avoir la certitude, qu'il s'agissait d'une réduction en masse, et je n'hésitai pas à ouvrir la région inguinale pour aller à la recherche du sac herniaire. Mais je trouvai ce sac dans le canal inguinal et dans le scrotum. Il était vide, et je ne rencontrai aucune espèce d'étranglement.

Le malade succomba au bout de trente-six heures ; à l'autopsie nous avons constaté les lésions de la péritonite générale, avec un épanchement séro-purulent dans l'excavation pelvienne. Sur l'anse herniée, qui a été reconnue à sa couleur rouge foncé, nous avons trouvé une très-petite perforation qui eût échappé, si nous n'avions pris la précaution d'insuffler cette anse en la plongeant dans l'eau. Il y a donc eu chez ce sujet persistance d'une péritonite grave après la réduction , et probablement aggravation de cette péritonite par l'épanchement d'une certaine quantité de gaz et même de liquide intestinal à travers la petite perforation.

Ce fait est donc un nouvel exemple de l'accident qu'on a le plus à redouter à la suite du taxis forcé , la rentrée dans le ventre d'un intestin perforé. Mais il ne doit pas être invoqué contre la méthode , non plus que tous ceux du même genre , c'est-à-dire ceux dans lesquels les malades succombent après une réduction obtenue par eux-mêmes. Le taxis devient mortel en ces cas, parce qu'il est employé trop souvent, pendant plusieurs jours , et en dernier lieu à une époque tardive , à laquelle la probabilité d'une lésion grave de l'intestin éloignerait la main de tout chirurgien prudent ; à une époque même où la réduction s'obtient quelquefois très-aisément , et où l'on doit se méfier de cette facilité dangereuse. Il est remarquable, en effet, que souvent après une constriction de plusieurs jours, l'intestin se perfore, se vide et se dégage aisément de l'anneau qui l'avait serré. Je demande donc avec instance que des faits semblables ne soient pas invoqués contre le taxis.

§ III. *Opérations.* — Mes opérations , je l'ai dit , sont au nombre de sept. Je les ai faites toutes le jour où les malades sont entrés à l'hôpital, ou bien au moment même où j'ai été appelé dans le seul cas où il s'agissait d'un malade de la ville.

Je me suis décidé de suite, parce que dans la plupart des cas, l'étranglement durait depuis longtemps, depuis trois jours au moins, et que j'étais fondé à craindre , en faisant alors le taxis, de réduire un intestin perforé ; en temporisant, de laisser se produire ou s'aggraver les lésions de l'intestin.

Dans aucune, je n'avais eu l'occasion d'employer moi-même
le taxis. Cette méthode avait été mise en usage avant mon intervention sur quatre des malades , et ne l'avait pas été sur les
trois autres.

Parmi ceux chez lesquels le taxis avait été fait, se trou-
vent les deux seuls qui aient guéri. Quant aux deux qui sont
morts, opérés à la suite du taxis, je n'ai pu savoir jusqu'à quel
point ce dernier avait été modéré ou forcé. Comme, d'autre part,
je n'ai pas le moyen de reconnaître dans les lésions de l'intestin
ni dans les accidents fonctionnels la part qui est due à l'étranglement, et celle qui est due à la contusion ou à la pression, je
n'ai aucune raison pour mettre sur le compte de la manœuvre le
résultat malheureux qui a eu lieu. Les trois sujets qui n'avaient
pas été soumis préalablement au taxis ont succombé également,
et je répète qu'ils ne m'ont pas présenté , en les comparant à
ceux qui ont subi le taxis, de différences qui méritent d'être
signalées.

Dans six de mes observations, j'ai été appelé après 50 heures
d'étranglement. Cinq des hernies étaient crurales et d'un médiocre volume; les accidents dataient de 54 heures, 52 heures , 51 heures, 60 heures, 70 heures ; la sixième était inguinale, et son étranglement avait duré quatre jours. Dans une
autre crurale, l'étranglement ne remontait qu'à 16 heures ; j'ai
opéré parce que le taxis avait été fait par d'autres mains, et
qu'ayant lieu de croire qu'il avait été violent, je ne voulais pas
le renouveler et ne voyais pas alors d'autre ressource que l'opération.

Les résultats ont été mauvais. Je les examinerai d'abord pour
les trois cas dans lesquels il n'y a pas eu de taxis fait avant
l'opération, et ensuite pour les quatre dans lesquels il y avait
eu taxis préalable par d'autres mains que les miennes. -

1° Les trois opérés sans taxis préalable sont morts. Tous trois
(c'étaient deux femmes et un homme) avaient une hernie crurale de médiocre volume, un avec anse complète sans épiploon,
un avec anse incomplète sans épiploon, un avec anse complète et un peu d'épiploon.

Sur les trois, l'intestin était d'un rouge plus ou moins foncé,
sur l'un d'entre eux il y avait une petite perforation, que j'ai

laissée au dehors sans réduire l'intestin ni l'inciser, et sur les
deux autres, l'anse offrait une gangrène à peu près complète,
qui a nécessité l'incision et l'anus contre nature. Les trois malades ont succombé avec une péritonite qui ne m'a pas paru
avoir été causée par un épanchement intestinal.

2° Parmi les quatre malades qui avaient été soumis à un taxis
que, d'après les commémoratifs, j'ai considéré comme forcé,
deux ont guéri.

L'un d'eux (c'était un homme) avait une hernie crurale étranglée depuis trois jours, pendant lesquels deux médecins avaient
à plusieurs reprises essayé de réduire. J'ai trouvé une anse complète longue de sept à huit centimètres sans épiploon. L'intestin
n'était pas très-rouge, il n'offrait aucune perforation ; je l'ai réduit,
et tout s'est bien passé. L'autre (c'était encore un homme) avait
une hernie inguinale (la seule hernie inguinale que j'aie opérée
pendant ces deux années). Il n'avait pas appelé de médecin, mais
il avait essayé beaucoup et souvent de réduire lui-même. J'ai
trouvé une anse incomplète sans épiploon, gangrenée, et j'ai
établi un anus contre nature qui a guéri sans opération.

Les deux autres sont morts, c'étaient deux femmes : sur l'une
d'elles l'étranglement datait de plusieurs jours, et je n'ai trouvé
qu'une anse incomplète non gangrenée, avec une grande masse
d'épiploon dont j'ai excisé la plus grande partie, en laissant le
reste dans la plaie. Elle a succombé au bout de trois semaines, et
la mort me paraît avoir été causée par le retentissement fâcheux
sur toute la constitution de l'épiploïte intense et même gangré-
neuse survenue dans la portion d'épiploon que j'avais laissée à
l'extérieur. L'autre, c'était encore une femme, n'avait que seize
heures d'étranglement, mais avait été soumise, avant son entrée à l'hôpital, à un taxis longtemps continué. J'ai trouvé de
l'épiploon et une anse incomplète d'un rouge vineux, avec une
petite perforation que j'ai laissée au dehors sans réduire. Elle a
succombé sans que la péritonite constatée à l'autopsie ait été
causée par un épanchement dans le péritoine.

A ne considérer que ce dernier fait, on pourrait se hâter de
conclure que sans doute le taxis forcé a été cause de la perforation très-prompte qui a eu lieu. Mais ici je ferai deux remar-
ques : la première, c'est que sur les malades non soumis au

taxis, les lésions, quoique survenues un peu plus lentement, étaient exactement semblables ; la seconde, c'est que le taxis ayant été fait de très-bonne heure, au bout de quatre heures, et avec chloroforme, on avait laissé écouler douze heures avant d'envoyer la malade à l'hôpital. Or ce n'est pas ainsi que j'aurais dirigé le traitement. Le taxis avec chloroforme ayant échoué, l'opération, selon moi, aurait dû être faite immédiatement.

Conclusion générale. — Je tiens à mettre, en résumé, sous les yeux du lecteur les résultats différents que m'a donnés le traitement chirurgical de la hernie étranglée, lorsqu'il a été commencé de bonne heure et lorsqu'il a été commencé tard. Sur les 22 malades que j'ai été appelé à soigner avant la réduction :

15 avaient moins de 50 heures d'étranglement ;

12 ont été guéris par le taxis avec chloroforme ;

1 a été guéri par le taxis sans chloroforme ;

2 sont morts, 1 après le taxis, 1 après l'opération ;

7 avaient plus de 50 heures d'étranglement ;

1 a été guéri par le taxis avec chloroforme ;

2 ont été guéris par l'opération ;

4 sont morts après l'opération.

Ma conclusion est donc toujours qu'on ne saurait mettre trop tôt en usage les moyens chirurgicaux.

§ IV. *Épiplocèle enflammée ou étranglée.* — La seule observation d'épiplocèle que j'aie rencontrée depuis deux ans est celle d'un homme de trente-sept ans qui avait une tumeur inguinale irréductible modérément douloureuse, sans coliques vives et sans vomissements ; cette tumeur était grosse comme un œuf, pâteuse, sans sonoréité, sans rénitence et sans élasticité, avec la corde épiploïque.

Je n'eus pas de peine à reconnaître une épiplocèle, qu'on aurait pu dire enflammée aussi bien qu'étranglée, et en effet un purgatif ne tarda pas à amener des garde-robes. J'ai abandonné la tumeur à elle-même ; elle a diminué peu à peu ; mais il en est resté une portion sur laquelle j'ai fait mettre un bandage à pelote concave.